# BEI GRIN MACHT SICH IHR WISSEN BEZAHLT

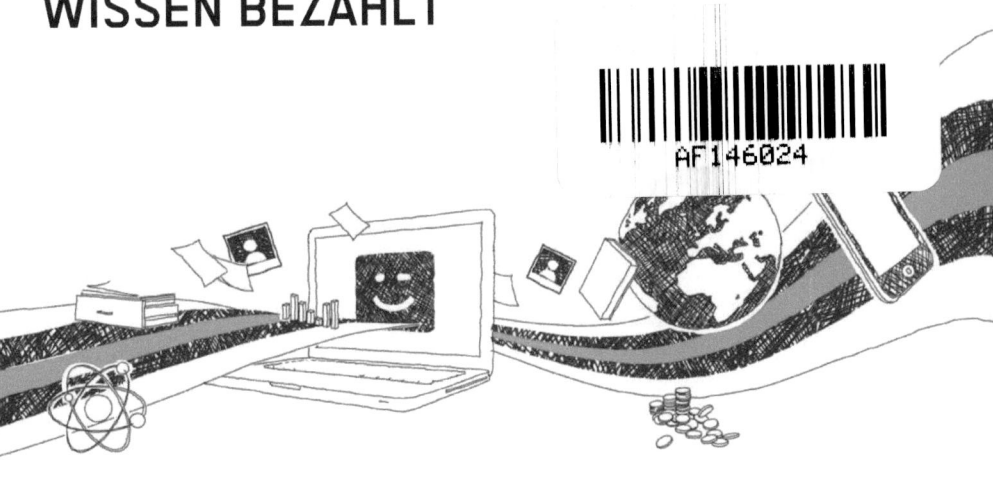

AF146024

- Wir veröffentlichen Ihre Hausarbeit, Bachelor- und Masterarbeit

- Ihr eigenes eBook und Buch - weltweit in allen wichtigen Shops

- Verdienen Sie an jedem Verkauf

Jetzt bei www.GRIN.com hochladen und kostenlos publizieren

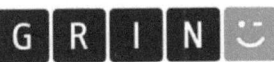

**Bibliografische Information der Deutschen Nationalbibliothek:**

Die Deutsche Bibliothek verzeichnet diese Publikation in der Deutschen National-
bibliografie; detaillierte bibliografische Daten sind im Internet über http://dnb.d-
nb.de/ abrufbar.

**Impressum:**

Copyright © 2012 GRIN Verlag, Open Publishing GmbH
Druck und Bindung: Books on Demand GmbH, Norderstedt Germany
ISBN: 9783668488694

**Dieses Buch bei GRIN:**

http://www.grin.com/de/e-book/370350/soziale-aspekte-der-cochlea-implantation-
bei-erwachsenen

Melanie Ziegler

# Soziale Aspekte der Cochlea-Implantation bei Erwachsenen

GRIN Verlag

# Hausarbeit

## Soziale Aspekte der Cochlea-Implantation bei Erwachsenen

Stuttgart, 18.05.2012

Erstellt von:

Melanie Ziegler

# Abbildungsverzeichnis

# Tabellenverzeichnis

# Inhalt

# Abkürzungsverzeichnis

| | |
|---|---|
| **Abs.** | Absatz |
| **Anm.** | Anmerkung |
| **BERA** | Brainstem evoked response audiometry (Hirnstammaudiometrie) |
| **bspw.** | beispielsweise |
| **bzw.** | beziehungsweise |
| **ca.** | circa |
| **CI** | Cochlea-Implantat |
| **dB** | Dezibel |
| **ebd.** | eben da |
| **et. al.** | und andere (et alii (maskulin) et aliae (feminin)) |
| **f.** | folgende |
| **ff.** | fortfolgende |
| **Hrsg.** | Herausgeber |
| **Hz** | Hertz |
| **IX** | Römisch: neun |
| **kHz** | Kilohertz |
| **OAE** | Otoakustische Emissionen |
| **SGB** | Sozialgesetzbuch |
| **SPL** | Sprachschallpegel |
| **Verf.** | Verfasser |
| **vgl.** | vergleiche |
| **>** | größer als |
| **<** | kleiner als |
| **≤** | kleiner gleich |

# 1. Einleitung

*„Das Ohr ist unser Tor zur Welt"* (Hermann-Röttgen (Hrsg.), 2010, S. 6).

In Deutschland leben etwa 15 Millionen Schwerhörige. Dies entspricht circa (ca.) 60% der Ge-
samtbevölkerung die im Laufe ihres Lebens von Schwerhörigkeit betroffen sind! Erschreckend
ist, dass 6-7% der Kinder eine Hörschädigung haben, im Alter von 18 Jahren sind es schon 30%.
Zwei bis drei von 1000 Neugeborenen kommen hörbehindert auf die Welt (vgl. Walger, 2010, S.
9). Inzwischen gehören Hörstörungen sogar zu den großen Volkskrankheiten (vgl. Neubauer;
Gmeiner, 2011, S. 1)!

Die Diagnose „hochgradig schwerhörig oder taub" ist für den Patienten schockierend. Eine Hörschädigung kann angeboren oder erworben sein (vgl. Stark; Helbig, 2011, S. 607), spontan oder
progredient auftreten (vgl. Arndt et. al. 2011, S. 437) und uni[1]- oder bilateral[2] sein (vgl. Olze et.al.
2010, S. 1010). Wenn daraufhin bei bester Hörgeräteversorgung kein adäquates Sprachverständnis mehr erreicht werden kann, empfiehlt es sich, eine Versorgung mittels Cochlea[3]-Implantat
anzustreben (vgl. Stark; Helbig, 2011, S. 605). Die Einschränkungen durch Schwerhörigkeit
(Hypakusis) und Taubheit (Surditas) sind immens. Es kommt zu Missverständnissen, Abwesen-
heit, Frustration, Problemen im Beruf und letztendlich zu Depressionen, Einsamkeit und im
schlimmsten Fall zum Verlust des Arbeitsplatzes, da eine soziale Kommunikation nicht mehr
möglich ist (vgl. Arndt et.al. 2011, S. 437).

Der individuelle Nutzen einer Cochlea-Implantat Versorgung ist verschieden und abhängig von
der Ätiologie der Hörstörung, dem Spracherwerb, der Ertaubungsdauer, sowie der Rehabilitati-
onsfähigkeit des Patienten (vgl. Todt, 2009, S. 28). Herzog et. al. fanden in einer Studie heraus,
dass die Ergebnisse der postoperativen lautsprachlichen Kommunikationsfähigkeit erwachsener
Cochlea-Implantat Träger (> 65 Jahre) vergleichbar sind mit denen jüngerer (< 64 Jahre) Cochlea-Implantat Träger (vgl. Herzog et al. 2003, S. 490 ff.). Somit ist das Cochlea-Implantat bei vor-
liegender Indikation, in jedem Alter und bei sensorischer Surditas das Mittel der Wahl. Gerade in
fortgeschrittenem Alter, kann das Cochlea-Implantat eine soziale Isolation verhindern (vgl. Stark;
Helbig, 2011, S. 609 f.).

---

[1] unilateral (lat.) einseitig
[2] bilateral: (lat.) zweiseitig
[3] Cochlea (lat.) Schnecke, hier: Hörschnecke

Das Cochlea-Implantat bringt den Patienten den Vorteil wieder Hören und verstehen zu können, wenn die Hörgeräteversorgung ausgereift ist und keinen Nutzen mehr bringt (vgl. Aschendorff et.al. 2009a, S. 40).

Die Hausarbeit beschäftigt sich mit den sozialen Aspekten und der Frage, wie Erwachsene von einer Versorgung mit einem Cochlea-Implantat profitieren.

## 2. Das Cochlea-Implantat

Seit den Anfängen der Forschung zur direkten Hörnervenstimulation im Jahre 1950 und den ersten Patienten mit Langzeitimplantaten ab 1970, sind bis heute weltweit über 140.000 Patienten mit einem Cochlea-Implantat versorgt worden (vgl. Steffens, 2010, S. 53). Die erste Cochlea Implantation in Deutschland wurde 1984 von der Medizinischen Hochschule Hannover durchgeführt (vgl. Kestner, 2005). Ende der 1980 er Jahre wurden erstmals auch Kinder mit einem Cochlea-Implantat versorgt, davor haben nur postlingual bilateral ertaubte Erwachsene eine unilaterale Cochlea-Implantat Versorgung erhalten. (vgl. Stark; Helbig, 2011, S. 606). Aufgrund der guten Ergebnisse und der fortschrittlichen Technik ist die bilaterale Implantation inzwischen Standard. Des Weiteren werden seit Ende der 1990er Jahre inzwischen auch Patienten mit Resthörvermögen im Tieftonbereich und unilateral Ertaubte mit einem Cochlea-Implantat versorgt. (vgl. ebd., S. 605 und Klenzner, 2011, S. 568).

## 2.1 Aufbau und Funktion des Ohres

Um die verschiedenen Formen von Schwerhörigkeit und die Funktionsweise eines Cochlea Implantats zu verstehen, ist es wichtig, den Aufbau und die Funktion des Ohres zu kennen. Eine sehr detaillierte Beschreibung würde den Rahmen dieser Arbeit sprengen, kann aber in entsprechenden Fachbüchern (zum Beispiel (z.B.) Boenninghaus; Lenarz, 2005) nachgelesen werden.

Das Hörorgan ist in Abbildung 1 dargestellt. Es besteht aus einem Außenohr, einem Mittelohr und einem Innenohr.

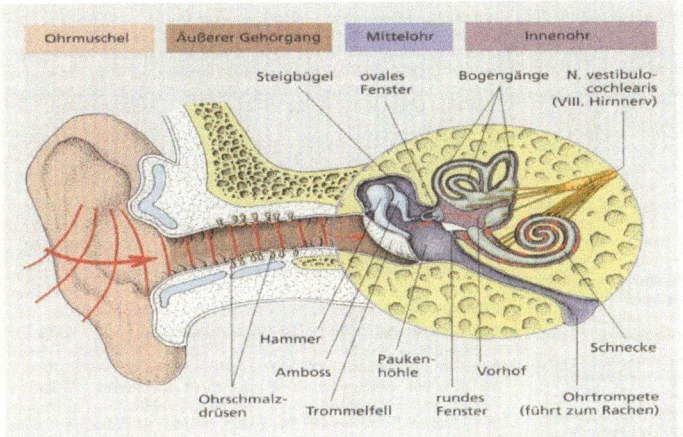

Abbildung 1: Übersicht über das Außenohr, Mittelohr und Innenohr (vgl. Haamann, 2003, S. 196)

<u>Außenohr</u>

Das äußere Ohr, bzw. die knorpelige Ohrmuschel hat die Aufgabe, den Schall zu empfangen, zu verstärken oder abzuschwächen. Zudem werden minimalste Intensitäts- und Laufzeitunterschiede zwischen beiden Ohren im Gehirn wahrgenommen und verrechnet, so dass ein akustisches Bild entsteht (vgl. Walger, 2010, S. 9).

Ein etwa 3,5 cm langen Gehörgang führt zum Mittelohr (vgl. Boenninghaus; Lenarz, 2005, S. 7). Der Gehörgang ist mit feinen Härchen und Cerumen ausgestattet, die das Eindringen von Fremdkörpern verhindern. Am Ende des knöchernen Teils des Gehörgangs befindet sich das Trommelfell (Abb. 1), das die Trennwand zwischen Außen- und Mittelohr darstellt (vgl. Haamann, 2003, S. 195).

<u>Mittelohr</u>

An das Trommelfell ist die Gehörknöchelchenkette angeschlossen, die aus Hammer (Malleus), Amboss (Incus) und Steigbügel (Stapes) besteht. Diese befindet sich in einem kleinen, luftgefüllten Raum, der Paukenhöhle, die über die Ohrtrompete (Tuba auditiva) mit dem Nasen- Rachenraum verbunden ist. Die „Fußplatte" des Stapes sitzt an dem sogenannten ovalen Fenster, das den Übergang zu dem Innenohr mit den flüssigkeitsgefüllten Räumen der Cochlea darstellt (Abb. 1) (vgl. Haamann, 2003, S. 195).

Innenohr

Das Innenohr befindet sich im knöchernen Labyrinth des Felsenbeins, welches aus Vorhof, Bogengängen und der Cochlea besteht (Abb. 1). Das knöcherne Labyrinth ist mit Perilymphflüssigkeit gefüllt. In der Cochlea (knöcherne Schnecke) ist der Sitz des Corti Organs, das eigentliche Hörorgan, das die Sinneszellen für das Gehör enthält (vgl. Haamann, 2003, S. 195 f.). Die Cochlea besteht aus zweieinhalb Windungen auf einer Länge von ca. 32 mm (vgl. Walger, 2010, S. 13), in denen sich der Ductus cochlearis (häutige Schnecke), eine Art membranöser Schlauch gefüllt mit Endolymphe befindet.

Die folgende Abbildung (Abb. 2) zeigt einen Schnitt durch die Cochlea (links) und den Ductus cochlearis mit dem Corti Organ (rechts).

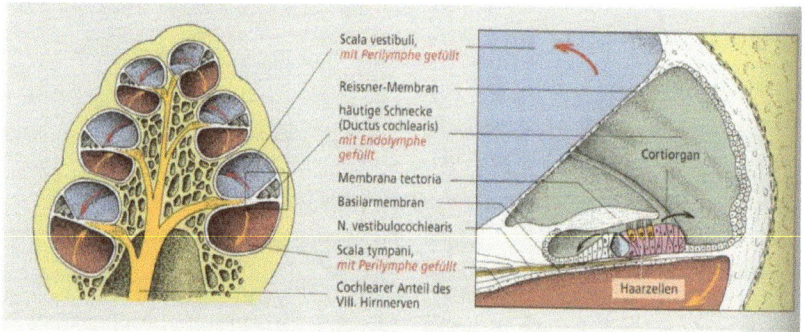

Abbildung 2: Schnitt durch die Cochlea (vgl. Haamann, 2003, S. 196)

Im Ductus cochlearis befindet sich die Basilarmembran auf der das Corti Organ mit drei Reihen äußeren und einer Reihe innere Haarsinneszellen sitzt. Die Haarsinneszellen berühren die darüber liegende Tektorialmembran und sind an ihrem anderen Ende von Fasern des Hörnervs (Nervus cochlearis) umfasst (vgl. Haamann, 2003, S. 197).

## 2.1.1 Die Schallweiterleitung

Die Schallwellen (roter Pfeil Abb. 1) werden von der Ohrmuschel aufgenommen, verstärkt oder abgeschwächt und durch den äußeren Gehörgang zum Trommelfell geleitet. Das Trommelfell wird durch die Schallwellen in Schwingungen versetzt (vgl. Haamann, 2003, S. 197). Wenn der Schall zu laut ist, wird das Trommelfell von einem Muskel, den Musculus tensor tympani gespannt, damit ein geringerer Schall auf den Malleus übertragen wird.

4

Der Malleus ist zur Schallverstärkung gelenkig mit Incus und Stapes verbunden, so dass der Schall über die Gehörknöchelchenkette zum ovalen Fenster weitergeleitet wird, auf dem die Fußplatte des Stapes liegt (vgl. Boenninghaus; Lenarz, 2005, S. 13). Da das Trommelfell einen größeren Durchmesser hat als das ovale Fenster, wird der Schall um den Faktor 18-22 verstärkt. Trifft der Schall zu laut auf der Fußplatte des Stapes ein, zieht der Musculus stapedius die Fußplatte vom ovalen Fenster weg. Dies verhindert auch ein Nachschwingen der Gehrknöchelchen Kette (vgl. Boenninghaus; Lenarz, 2005, S. 23). Die hinter dem ovalen Fenster befindliche Perilymphflüssigkeit in der Vorhoftreppe (Scala vestibuli) (Abb. 2) wird in Schwingungen versetzt und setzt sich als Wanderwelle durch die Cochlea fort. Jede Frequenz hat an einer bestimmten Stelle in der Cochlea sein Amplitudenmaximum. Hohe Frequenzen an der Schneckenbasis, tiefe Frequenzen an der Schneckenspitze (Helicotrema). Das Amplitudenmaximum der Wanderwelle reizt die Reissner'sche Membran des Corti Organs und versetzt die Basilarmembran im Ductus cochlearis in Schwingungen. Dadurch wird der mit Endolymphe gefüllte Ductus cochlearis verschoben. So entstehen Scherbewegungen zwischen den äußeren Haarzellen auf der Tektorialmembran (vgl. Haamann, 2003, S. 197). Die Härchen der Haarzellen werden verbogen und Neurotransmitter werden freigesetzt, die ein Aktionspotential an den Synapsen bilden. Das Aktionspotential gelangt über den Nervus cochlearis, der sich mit dem Gleichgewichtsnerv zum Nervus vestibulocochlearis verbindet, zum Großhirnschläfenlappen, wo ein Höreindruck zu Stande kommt (vgl. Boenninghaus; Lenarz, 2005, S. 124 f.). Die Wanderwelle flacht sich wieder ab und geht im Helicotrema in die Paukentreppe (Scala tympani) über, wo sie sich bis zum runden Fenster, das mit einer Membran verschlossen ist, ausschwappt (vgl. Haamann, 2003, S. 197).

## 2.1.2 Ursachen und Formen von Hypakusis

Hypakusis ist eine Verminderung der Hörfähigkeit. Ursachen können eine Störung der Schallweiterleitung zum Innenohr, Probleme mit der Schallempfindung der Cochlea oder eine Störung der *„Schallverarbeitung entlang des Hörnerven, der Hörbahn oder der Hörzentren"* sein (Zahnert, 2011). Schwerhörigkeit kann deshalb als Symptom einer Erkrankung des Hörorganes bezeichnet werden (vgl. ebd.).

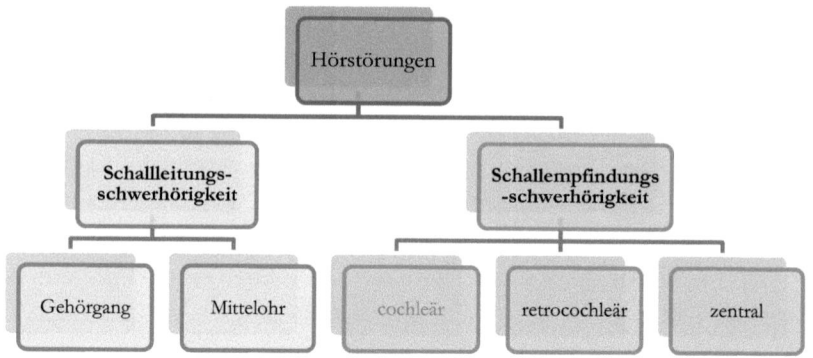

In der folgenden Abbildung (Abb. 3) sind die verschiedenen Arten von Hörstörungen und deren Ursprungsort im Ohr grob und übersichtlich dargestellt:

Abbildung 3: Arten von Hörstörungen (Eigene Darstellung)

Cochlea-Implantate kommen nur bei einem kleinen Teil von Hörstörungen in Frage. Wenn die Cochlea betroffen ist und daraus eine hochgradige bis an Taubheit grenzende Schwerhörigkeit besteht. Der Nervus cochlearis **muss** funktionsfähig sein. Bei Erwachsenen kann ein Cochlea-Implantat bei folgenden Erkrankungen indiziert sein:

Altersschwerhörigkeit

Degenerative Prozesse im Corti Organ durch lebenslange Einwirkung schädigender Faktoren, die sich durch einen Hochtonabfall im Tonaudiogramm äußern. Da im Tieftonbereich meist das Gehör noch gut erhalten ist, sind in diesem Fall Hörgeräte das Mittel der Wahl und nur in Ausnahmefällen ein Cochlea-Implantat (vgl. Kempf, 2008b, S. 118).

Hörsturz

Plötzlich einsetzende, meist einseitig Hypakusis bis hin zur Surditas. Als Ursache wird eine Durchblutungsstörung vermutet (vgl. Mrowinski; Scholz, 2011, S. 8).

Innenohrmissbildungen oder angeborene (kongenitale) Hörstörungen

Manifestieren sich in Innenohrschwerhörigkeiten oder Surditas (vgl. Kempf, 2008a, S. 123). Labyrinthitis

Entzündung des Innenohrs mit Schwindel, Tinnitus und Innenohrschwerhörigkeit, die schnell zur Surditas führen kann (vgl. Wollenberg; Zenner, 2008, S. 101).

Lärmschwerhörigkeit

Langjährige Exposition von Schalldruckpegeln über 85 dB führen zu einem bleibenden Innenohrschaden. Je nach Ausprägung der Hypakusis kommen Hörgeräte oder ein Cochlea-Implantat in Frage (vgl. Boenninghaus; Lenarz, 2005, S. 108).

Meningitis

Bakterielle Entzündung des Ohres, die auf die Hirnhaut übergreift und zur Verknöcherung (Ossifikation) der Cochlea und damit zur Ertaubung führen kann. Bei auftretender Schwerhörigkeit ist schnelles Handeln angesagt, da die Ossifikation schnell voranschreiten und daraufhin keine Insertion der Elektrode in die Cochlea mehr erfolgen kann (vgl. Hoth; Müller-Deile, 2009, S. 637 und Stark; Helbig, 2011, S. 608).

Morbus Menière[4]

Durch eine Störung der Elektrolytregulation in der Endolymphe kommt es zu einer Intoxikation der Haarzellen durch Kalium. Das Auftreten ist plötzlich und anfallsweise mit Drehschwindel, Erbrechen, einseitiges Ohrgeräusch und einseitige Tieftonschwerhörigkeit. Die Anfälle dauern bis zu mehrere Stunden und wiederholen sich in unregelmäßigen Abständen. Zu Beginn ist eine komplette Rückbildung im Intervall möglich. Der Hörverlust kann über Jahre bis zur Ertaubung fortschreiten. Die Erkrankung beginnt meist einseitig und führt durch ihre Anfälle nicht selten zur Fahruntüchtigkeit (vgl. Boenninghaus; Lenarz, 2005, S. 102 f.).

Taubheit im Rahmen von Syndromen

Viele Syndrome führen zu einer fortschreitenden Innenohrschwerhörigkeit bis hin zur Surditas (vgl. Boenninghaus; Lenarz, 2005, S. 112 f.).

Taubheit unklarer Ursache (Genese)

Können z.B. erbliche (hereditäre) Innenohrschwerhörigkeiten sein. Diese können auch erst im Erwachsenenalter auftreten. Meist beginnt der uni- oder bilaterale Hörverlust schleichend und kann bis zur Ertaubung führen (vgl. Laszig; Zenner, 2008, S. 123).

---

[4] Morbus Menière: Benannt nach seinem Entdecker, dem Pariser HNO Arzt Prosper Menière (vgl. Mrowinski; Scholz, 2011, S. 8)

Toxische Innenohrerkrankung

Irreparable Schädigung der Haarzellen bis hin zur Surditas durch Medikamente z.b. Aminoglyco-side, Zytostatika, Acetylsalicylsäure, Furosemid oder durch gewerbliche Gifte wie Blei, Quecksil-ber, Kohlenmonoxid, Nitrobenzol (vgl. Boenninghaus; Lenarz, 2005, S. 110).

Traumatische Ertaubung

Die akustische Überbelastung durch einen lauten Knall oder Explosion führt zu einem mechani-schen Schaden der Haarzellen oder zu Stoffwechselstörungen durch Sauerstoffmangel und damit zu Hypakusis oder Surditas. Meist erfolgt keine Regeneration der Haarzellen (vgl. Boenninghaus; Lenarz, 2005, S. 108).

## 2.2 Aufbau und Funktion eines Cochlea-Implantats

Das Cochlea-Implantat ist eine Hörprothese und nicht vergleichbar mit einem Hörgerät, welches lediglich der Schallverstärkung dient. Das Cochlea-Implantat (Abb. 4) besteht aus einen Sprach-prozessor, der hinter dem Ohr getragen wird und den Schall per Mikrofon aufnimmt und einem Implantat, das operativ retroaurikulär[5] unter der Haut fixiert wird.

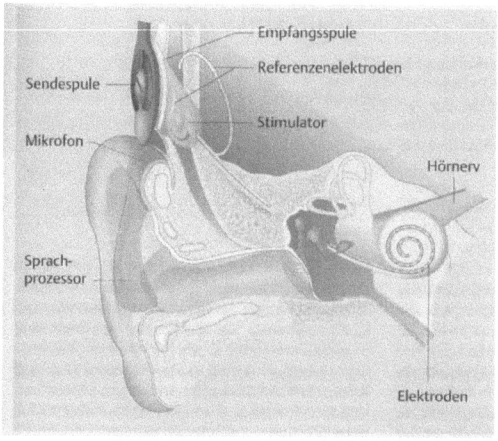

Abbildung 4: Übersicht der einzelnen Komponenten eines Cochlea-Implantats (vgl. Müller-Deile; Laszig, 2009, S. 239)

---

[5] retroaurikulär (lat.) hinter dem Ohr

Die Elektrode wird durch die Mastoidhöhle in die Scala tympani der Cochlea eingeführt. Die aufgenommenen Schallwellen werden durch den Prozessor in elektrische Impulse umgewandelt und transkutan[6] über eine Induktionsspule an das Implantat weitergeleitet. Dort erfolgt die Decodierung des Pulsmusters, welches über die Elektrode in die Cochlea weitergeleitet wird. Die Impulse stimulieren den Nervus cochlearis und werden von dem Gehirn, genauer gesagt von dem Großhirnschläfenlappen, als Höreindruck wahrgenommen (vgl. Boenninghaus; Lenarz, 2005, S. 115 f.).

Die vier auf dem Markt befindlichen Cochlea-Implantat-Systeme der Hersteller (in alphabetischer Reihenfolge): Advanced Bionics (USA), Cochlear (Australien), MED-EL (Österreich) und Neurelec (Frankreich), funktionieren im Prinzip alle gleich, variieren aber im Aussehen, bei den verwendeten Materialien, bei der Ausführung der Elektrode und des Implantats sowie bei der Anzahl der Kanäle (vgl. Kestner, 2005).

An die Operation schließt sich ein lebenslanger Rehabilitationsprozess an, der regelmäßige Anpassungen, Überprüfungen der Hörergebnisse, sowie Sprach und Hörtraining umfasst (vgl. Boenninghaus; Lenarz, 2005, S. 118).

## 3. Wann ist ein Cochlea-Implantat indiziert?

Eine Versorgung mit einem Cochlea-Implantat ist indiziert, wenn eine *„reine cochleäre hochgradige, an Taubheit grenzende Schwerhörigkeit vorliegt"* (Battmer, 2009, S. 2). Wichtigstes Kriterium dabei ist, dass der Nervus cochlearis intakt ist (vgl. ebd.).

## 3.1 Indikationen und Kontraindikationen

Bei Erwachsenen orientiert sich die Indikationsstellung weniger an der Tonaudiometrie, sondern viel mehr an dem Sprachverständnis, das mit optimal angepassten Hörgeräten erreicht wird (vgl. Hoth; Müller-Deile, 2009, S. 637). Ist der Patient mit Hörgeräten versorgt, ist ein Cochlea-Implantat indiziert, wenn trotz optimaler Einstellung des Hörgerätes beziehungsweise (bzw.) den Hörgeräten beim Freiburger Einsilbertest weniger als 30% Sprachverständlichkeit bei 70 Dezibel (dB) Sprachschallpegel (SPL) mit Hörgerät(en) in Ruhe erreicht wird (vgl. Maurer, 2009, S. 697).

Da sich die Technik der Implantat Systeme in den letzten Jahren immer weiter verbessert hat und hauptsächlich positive Ergebnisse vorzuweisen sind, werden seit ein paar Jahren auch Erwachse-

---

[6] transkutan (lat.) durch die Haut

ne mit Resthörigkeit mit einem Cochlea Implantat versorgt. Dabei gilt als Grenzwert eine Verständlichkeit von weniger als 35 % im Freifeld bei 65 dB im Freiburger Einsilbertest (vgl. ebd. und Battmer, 2009. S. 3). Bei Erwachsenen ist darauf zu achten, dass nur ein optimales Ergebnis erreicht werden kann, wenn der Patient postlingual ertaubt ist. Denn durch die elektrische Stimulation „(…) können Hörerinnerungen reaktiviert werden" (Mrowinski; Scholz, 2011, S. 128). Nach einer Ertaubung kommt es jedoch zu einer Degeneration der Hörnervenzellen, welche auf den Hörerfolg Einfluss haben kann. Bei einer Cochlea-Implantat Versorgung von prälingual ertaubten Erwachsenen gelingt es fast nicht mehr den Spracherwerb und das Sprachverständnis zu erlernen, da das zentrale Hörsystem wegen der fehlenden auditiven Erregung kaum entwickelt ist (vgl. ebd.). Nach eigenen Erfahrungen werden diese Patienten lediglich Geräusche wahrnehmen können.

Im Folgenden sind die Indikationen und Kontraindikationen zusammengefasst:

| Zusammenfassung der Kriterien zur Indikation eines Cochlea-Implantats bei Erwachsenen nach Maurer |
| --- |
| Mono oder bilaterale Surditas<br>(Hörverlust >100 dB im Durchschnitt bei 0,5; 1 und 2 kHz und/oder Aufblähkurve[7] 60 dB oder schlechter und/oder kein offenes Sprachverständnis trotz optimierter Hörgeräteversorgung) |
| Mono oder bilaterale hochgradige Schwerhörigkeit<br>(mit optimierter Hörgeräteversorgung <30% Sprachverständnis im Freifeld bei 70 dB im Freiburger Einsilbertest) |
| Restgehör im Tieftonbereich<br>(<35% Sprachverständnis im Freifeld bei 65 dB im Freiburger Einsilbertest Tieftonrestgehör ≤65 dB HL von 250-750 Hz Restgehör oder Taubheit für höhere Frequenzen (>75 dB bei 1,5-8 kHz)) |
| Implantierbare Cochlea |
| Anatomisch und funktionell intakter Hörnerv |
| Physische und Psychische Voraussetzungen für Operation und Rehabilitation |

Tabelle 1: Kriterien zur Cochlea-Implantat Indikation bei Erwachsenen (Maurer, 2009, S. 697)

| Kontraindikationen zur Cochlea-Implantat Versorgung bei Erwachsenen |
| --- |
| Defekter oder nicht vorhandener Hörnerv |
| Patienten mit lebensbedrohlichen Erkrankungen |
| Patienten mit kurzer Lebenserwartung |
| Schwerste Intelligenzminderung |
| Autisten |

---

[7] Aufblähkurve: Tonschwellenaudiogramm mit Hörhilfen über Lautsprecher

Tabelle 2: Kontraindikationen zur Cochlea-Implantat Versorgung bei Erwachsenen (Eigene Darstellung)

Selbst Vernarbungen (Obliterationen) und Missbildungen der Cochlea stellen heutzutage keine Kontraindikation mehr dar, sondern können mittels Spezialimplantaten und einer speziellen Operationsmethode versorgt werden (vgl. Battmer, 2009, S. 3 und Aschendorff et al. 2009b, S. 539). Eine Cochlea-Implantat Versorgung wird auch bei Mehrfach- oder Zusatzbehinderungen vorgenommen, wobei die Indikationsstellung individuell aufgrund der Art und Schwere der Behinderung vorgenommen werden muss (vgl. Battmer, 2009, S. 3).

## 3.2 Sozialrechtliche Grundlagen

Oft wird darüber diskutiert, ob es nicht zu spät ist, bei älteren Menschen eine Cochlea-Implantat Versorgung durchzuführen. Ausschlagende Kriterien sind die Lern- und Leistungsfähigkeit und das biologische Alter, da sich an die Operation eine lebenslange Anpassungsphase anschließt, die viel Geduld, Mitarbeit und Konzentration erfordert (vgl. Zahnert; Schulze, 2010, S. 39). Klinische Erfahrungen zeigen, dass auch durchaus ältere Menschen, bei Vorliegen der oben genannten (o.g.) Kriterien, von einem Cochlea-Implantat profitieren (vgl. ebd.).

Der Rechtsanspruch eines hörbehinderten Menschen auf Versorgung mit Hilfsmitteln ist im Sozialgesetzbuch (SGB) verankert. Gemäß § 1 Satz 1 SGB IX erhalten Behinderte oder von Behinderung bedrohte Menschen Leistungen, „(...) *um ihre Selbstbestimmung und gleichberechtigte Teilhabe am Leben in der Gesellschaft zu fördern, Benachteiligungen zu vermeiden oder ihnen entgegenzuwirken."* Der Gemeinsame Bundesausschuss (G-BA) hat in der Neufassung der Hilfsmittel-Richtlinie vom 15. März 2012 das Recht auf Versorgung mit Hörhilfen und die Leistungspflicht der gesetzlichen Krankenkassen definiert. Gemäß § 3 Abs. 1 Hilfsmittel-Richtlinie können Hilfsmittel „(...) *zu Lasten der Krankenkassen verordnet werden, wenn sie im Einzelfall erforderlich sind, um den Erfolg der Krankenbehandlung zu sichern, einer drohenden Behinderung vorzubeugen oder eine Behinderung bei der Befriedigung von Grundbedürfnissen des täglichen Lebens auszugleichen (...)."*

Ziele der Versorgung sind nach § 19 Abs. 1 der Hilfsmittel-Richtlinie:

*„ a) ein Funktionsdefizit des beidohrigen Hörvermögens unter Berücksichtigung des aktuellen Stands des medizinischen und technischen Fortschritts möglichst weitgehend auszugleichen und dabei – soweit möglich – ein Sprachverstehen bei Umgebungsgeräuschen und in größeren Personengruppen zu erreichen sowie b) die Auswirkungen einer auditiven Kommunikationsbehinderung im gesamten täglichen Leben und damit bei der Befriedigung von allgemeinen Grundbedürfnissen zu beseitigen oder zu mildern."*

Sofern die medizinische Indikation gegeben ist, ist nach der Rechtsprechung die bilaterale Cochlea-Implantat Versorgung allen Patienten unabhängig vom Alter gestattet, um eine Gleichstellung mit Normalhörenden zu gewährleisten. Grundlage für die Lokalisation von Schallquellen ist der bilaterale Informationsfluss, der wegen des Schallschattens des Kopfes durch die Zeitdifferenz, Schalldruckdifferenz und Frequenzdifferenz erzeugt wird. Beidseitiges Hören ist sehr wichtig bei der Spracherkennung im Störgeräusch (vgl. Boenninghaus; Lenarz, 2005, S. 26). Die bilaterale Versorgung bei beidseitiger hochgradiger Schwerhörigkeit oder Taubheit ist deshalb heutzutage Standard, da sie zu insgesamt deutlich besseren Hörergebnissen gegenüber dem monauralen Hören führt (vgl. Maurer, 2009, S. 700).

## 3.3 Untersuchungsverfahren zur Indikationsstellung eines Cochlea-Implantats

Die Voruntersuchungen zur Indikationsstellung eines Cochlea Implantats umfassen die Anamnese der Ätiologie, die exakte Bestimmung der Schwerhörigkeit und der zugrunde liegende Erkrankung des Hörorgans, sowie die Erfassung von Risikofaktoren für den chirurgischen Eingriff (vgl. Maurer, 2009, S. 699). Die größte Bedeutung für das Ergebnis der Cochlea-Implantat Versorgung haben nach Maurer jedoch die Untersuchungen des Hörvermögens, der Sprachverständlichkeit und des sozialen Umfelds (vgl. ebd.).

Folgende Diagnostika werden in einer HNO Klinik oder entsprechenden Cochlea-Implantat Zentren zur Voruntersuchung eines Cochlea Implantats durchgeführt (vgl. Maurer, 2009, S. 698 und Stark; Helbig, 2011, S. 607):

Subjektive Hörprüfungen:

- Tonaudiometrie über Kopfhörer (Luftleitung und Knochenleitung)
- Sprachaudiometrie über Kopfhörer (Freiburger Sprachtest)
- Sprachaudiometrie im Freifeld (mit Hörgeräten)

Objektive Hörprüfungen:

- Tympanogramm[8] und Stapediusreflexmessung[9]
- Otoakustische Emissionen[10] (OAE)
- Brainstem evoked response audiometry[11] (BERA)

---

[8] Tympanogramm: Messung des akustischen Trommelfellwiderstands
[9] Stapediusreflex: Messung der Kontraktion des Muskulus stapedius als Reaktion auf einen lauten Reiz
[10] OAE: Schallaussendung des Innenohrs, ausgelöst durch die Bewegungen der Haarzellen

Zusätzlich:

- Kalorische Prüfung

- Magnetresonanztomographie und Computertomographie

- Logopädische Abklärung

- Abklärung des psychosozialen Umfelds

- Hörgeräteoptimierung

Für jedes Ohr muss getrennt ermittelt werden, mit welcher Hörhilfe der bestmögliche Nutzen im Vergleich zu Normalhörenden erreicht werden kann. Oft ist auch eine bimodale[12] Versorgung notwendig. Nach ausreichender Gewöhnungszeit ist dann abzuklären, ob ein zweites Cochlea-Implantat nicht doch einen besseren Hörvorteil gegenüber der unterschiedlichen Höreindrücke von Cochlea-Implantat und Hörgerät bringen kann (vgl. Steffens, 2009, S. 59).

## 4. Darstellung der Probleme hochgradig schwerhöriger und tauber Menschen

Ziel der Rehabilitation von Erwachsenen Cochlea-Implantat Trägern ist die Wiederherstellung der Kommunikationsfähigkeit um damit die Teilhabe am täglichen Leben wieder zu ermöglichen (vgl. Diller, 2009, S. 650). Alltägliche Dinge bereiten größte Schwierigkeiten. Die Probleme in den folgenden Bereichen resultieren daraus, dass die Betroffenen nichts verstehen, es dadurch oft zu Missverständnissen kommt und dadurch eine große Unsicherheit entsteht.

Im privaten Bereich ergeben sich Probleme in den Situationen (Diller, 2009, S. 650 f.):

- Eheleben mit einem hörendem Partner

- Familienfeste

- Einkaufen

- Restaurantbesuch

- Besuch eines Konzertes, Theater

- Arztbesuche

- Radiohören und Fernsehen

---

[11] BERA: Verfahren zur Bestimmung der Hörschwelle. Stimulierung des Hörnervs mittels Klickreize und Ableitung über Elektroden
[12] Bimodal: gemischte Versorgung: eine Seite Cochlea-Implantat, eine Seite Hörgerät

- Telefonieren

Probleme im Berufsleben (Diller, 2009, S. 651):

- Kommunikation mit Kollegen und Kunden
- Telefonieren
- Fortbildungen

Diese Defizite führen zu einer enormen psychischen Belastung der Betroffenen (vgl. ebd.).

## 4.1 Auswirkungen von Hörstörungen bei Erwachsenen

Die Auswirkungen von Hörstörungen können in zwei Bereiche eingeteilt werden. Zum einen die direkt hörbezogenen Auswirkungen wie z.b. das Hören im Störgeräusch und das Verstehen von Gehörtem, zum anderen die indirekt hörbezogenen Auswirkungen wie z.b. emotionale und psychosoziale Aspekte und motorische und kognitive Fähigkeiten (vgl. Diller, 2009, S. 649). Diese Aspekte entscheiden darüber, welche Möglichkeiten der erwachsene Cochlea-Implantat Träger in der Familie, in der Gesellschaft und im Beruf haben wird. Die Leistungsfähigkeit des Hörens ist ein allmählicher Entwicklungsprozess, der sehr stark von einem selbst und von der Außenwelt angeregt und gesteuert wird (vgl. Diller; Graser, 2005). Alle direkten und indirekten Auswirkungen müssen unter Einbeziehung des sozialen Umfeldes im Rahmen der Rehabilitation auf ein Minimum reduziert werden (vgl. Diller, 2009, S. 651).

Nach Laszig führt eine langdauernde postlinguale Ertaubung bei Erwachsenen nicht zum verstummen, sondern zu einer Sprechstörung, die sich wie folgt darstellt (Laszig, 2008, S. 131):

- undeutliche und verwaschene Lautbildung,
- hochgradige Entstellung der Sprechakzente mit rhythmischer, melodischer und dynamischer Verzerrung,
- Verlangsamung des Sprechtempos mit Näseln

Ein frühzeitiges intensives Sprechtraining, welches die Ertaubten durch visuelle und kinästhetische Sinnesempfindungen dazu befähigt, die Sprechstörung zu kompensieren (vgl. Laszig, 2008, S. 131), ist sehr wichtig und sollte daher unbedingt durchgeführt werden.

## 4.2 Der Rehabilitationsprozess

Etwa 4-6 Wochen nach der Implantation beginnt der Rehabilitationsprozess. Das Implantat wird aktiviert, indem der Sprachprozessor zunächst ganz vorsichtig eingestellt wird, um eine Überstimulation zu vermeiden (vgl. Maurer, 2009, S. 702). Ab diesem Zeitpunkt überträgt die Sendespule an die interne Empfängerspule elektromagnetische Impulse. Mit diesen wird das Implantat gesteuert und mit Energie versorgt (vgl. Hoth; Müller-Deile, 2009, S. 635). Im weiteren Verlauf wird der Sprachprozessor individuell eingestellt, da sich vor allem in der Anfangszeit die Werte verändern. Die regelmäßigen jährlichen Feineinstellungen des Sprachprozessors sind bis zum Lebensende erforderlich (vgl. ebd. S. 639). Die Anpassung erfordert Zeit, viel Erfahrung, Geduld, Einfühlungsvermögen und Geschick des Audiologen und eine gute Mitarbeit des Patienten um eine optimale Einstellung finden zu können (vgl. ebd. S. 641 f.). Diller bringt es auf den Punkt: *„Die Qualität der CI-Rehabilitation [CI bedeutet Cochlea-Implantat; Anm. d. Verf.] wird erheblich durch die Qualität der Anpassung beeinflusst"* (Diller, 2009, S. 652).

Um die Fortschritte dokumentieren zu können, werden regelmäßig audiometrische Untersuchungen wie Tonaudiogramm und verschiedene Sprachverständlichkeitstests mit und ohne Störschall zur Erfolgskontrolle durchgeführt (vgl. Hoth; Müller-Deile, 2009. S. 642).

Gleichzeitig mit der ersten Anpassung beginnt die Hör- und Sprachrehabilitation. Die Rehabilitation kann je nach Klinik stationär, teilstationär oder ambulant erfolgen (vgl. Maurer, 2009, S. 702). Bei postlingual ertaubten Erwachsenen ist diese normalerweise nicht so aufwändig, wie bei prälingual ertaubten und mit Cochlea-Implantat versorgten Kindern (vgl. ebd.). Patienten mit einem Restgehör oder einer kurzen Taubheitsdauer erreichen normalerweise schneller ein besseres Sprachverständnis als längere Zeit ertaubte (vgl. Hoth; Müller-Deile, 2009, S. 647).

Die Prognose der Cochlea-Implantat Träger in Bezug auf das auditive Verständnis lässt sich nach Laszig folgendermaßen beschreiben (vgl. Laszig, 2008, S. 131):

- Erkennen und Verstehen von Sprache
- Erkennen verschiedener Stimmen
- Unterscheidung von Geräuschen
- Telefonieren (evtl. mit Hilfsmittel) wieder möglich
- Fernsehen (evtl. mit Hilfsmittel) möglich
- Evtl. Musikhören mit qualitativen Einschränkungen möglich
- Verbesserung des Lippenablesens in Kombination mit dem Hören

Meister fand in einer Studie, die sich mit der Wahrnehmung prosodischer Merkmale befasste, heraus, dass im Mittel 88 % der Cochlea-Implantat Träger das Sprechergeschlecht erkennen können und das größte Problem (73 %), die Identifikation von betonten Wörtern in Sätzen bereitet. Das hat damit zu tun, dass die langanhaltende Stimmgrundfrequenz mit dem Cochlea-Implantat besser wahrgenommen werden kann, als kurze Sprünge, wie das bei Silbenbetonungen der Fall ist (vgl. Meister, 2011, S. 139).

Trotz den guten Aussichten gibt es dennoch bei den Ergebnissen teilweise große Unterschiede, die möglicherweise auf die Bereitschaft der Betroffenen, das Hören neu zu erlernen, zurückzuführen sind (vgl. Diller, 2009, S. 650).

Die zusätzliche Sprech- und Hörtherapie, die von spezialisierten Logopäden, Hörbehinderten- oder Sprachheilpädagogen durchgeführt wird, sollte nach Diller folgende Übungen umfassen (Diller, 2009, S. 651 f.):

- Geräuschwahrnehmung, Sprachstruktur, Vokal- und Konsonantenunterscheidung,
- Wort- und Satzverstehen mit und ohne Störschall, auch in der Gruppe,
- Sprachverstehen bei Dialektfärbung, unterschiedlicher Sprecher und verschiedenen Sprechgeschwindigkeiten,
- Richtungshören bei bilateraler Cochlea-Implantat Versorgung,
- Telefontraining und Musik/Instrumente hören

Es darf trotz der technischen Fortschritte nicht vergessen werden, dass auch das Cochlea Implantat seine Grenzen hat. Beispielsweise die begrenzte Anzahl der Elektroden im Gegensatz zu den mehreren Tausend Haarzellen der gesunden Cochlea, weshalb die Frequenzselektivität und die Übertragung spektraler Unterschiede im Sprachsignal niemals so sein wird, wie bei Normalhörigen (vgl. Maurer, 2009, S. 700 und Meister, 2011, S. 138).

## 4.3 Ein Cochlea-Implantat als Ausweg aus der Isolation?

Hoth und Müller-Deile berichten, dass bilateral versorgte Patienten mit dem Richtungshören und dem Sprachverstehen im Störgeräusch sehr zufrieden sind und dies trotz der Komforteinbußen durch die zwei Sprachprozessoren hinter dem Ohr, ein Zuwachs an Lebensqualität für sie bedeutet (vgl. Hoth; Müller-Deile, 2009, S. 647). Postlingual spät ertaubte Erwachsene verfügen laut Diller über ein *"neuronal angelegtes differenziertes Hör-Sprach-System"* (Diller, 2009, S. 649) und können damit die in ihrer normalhörigen Kindheit entwickelten binauralen Fähigkeiten der Lokalisation von Schallquellen nach einer bilateralen Versorgung mit Cochlea-Implantaten wieder in gewissen

Maße nutzen (vgl. ebd. und Hoth; Müller-Deile, 2009, S. 647). Zudem fällt es ihnen leichter, die neuen Hörimpulse mit den vorhandenen Mustern abzugleichen (vgl. Diller, 2009, S. 649 f.). Eine ganz entscheidende Rolle spielt dabei die eigene Bereitschaft der Cochlea-Implantat Träger, sich auf das neue Hören einzulassen und der Wille neu hören zu lernen (vgl. ebd.).

Bei der Wahl des Ausbildungsplatzes, des Studiums oder des Berufes müssen neben den persönlichen Interessen die physischen und psychischen Fähigkeiten berücksichtigt werden. Bei optimal versorgten Cochlea-Implantat Trägern sind in der Regel keine technischen Ausstattungen notwendig, so dass sie ohne Probleme ein relativ normales Leben führen können. Allerdings sollte darauf geachtet werden, einen Lärmarbeitsplatz oder Berufe mit exakter und schneller Informationsübermittlung zu meiden und ggf. bei technischen oder handwerklichen Tätigkeiten Lärmschutz zu tragen (vgl. Zorowka, 2008, S. 413).

In einer Studie von Schindela wurde anhand von Fragebögen die Zufriedenheit der Cochlea-Implantat Träger im Gegensatz zur präoperativen Hörgeräteversorgung bezüglich des Nutzens im Alltag erfasst. Es wurde ein Fragebogen mit 20 Fragen ausgegeben. Bei jeder Frage musste der Patient eine Zahl zwischen 0 (positivste) und 10 (negativste Bewertung) ankreuzen. Zur Auswertung lagen 64 Fragebögen der Cochlea-Implantat Träger und nur 21 zur Beurteilung des Nutzens mit Hörgeräten vor, da bei einigen die Hörgeräteversorgung schon zu lange her war, oder aufgrund der Surditas gar nicht stattgefunden hat (vgl. Schindela, 2006, S. 78).

Der genaue Wortlaut der Fragen befindet sich im Anhang.

Zusammenfassung der Umfrageergebnisse (vgl. Schindela, 2006, S. 89):

- Eine Unterhaltung mit einer Person wurde mit Cochlea-Implantat als gering eingeschränkt beurteilt. Mit Hörgeräten fällt eine Unterhaltung mit einer Person schwerer.

- Eine Unterhaltung mit mehreren Personen, Vorträgen, Fernsehen mit normaler Lautstärke wurde von Cochlea-Implantat Trägern als mittelmäßig eingeschränkt, mit Hörgeräten als stark eingeschränkt bewertet.

- Beim Hören von Radionachrichten fühlten sich die Patienten mit Cochlea-Implantat mäßig bis stark beeinträchtigt, Hörgeräteträger dagegen als stark beeinträchtigt.

- Auf die Fragen, ob sich die Cochlea-Implantat Träger aufgrund Ihrer Hörbehinderung ausgeschlossen oder gemieden vorkommen oder selbst Unterhaltungen mit anderen Menschen meiden, antworteten die meisten, dass dies nur selten zutreffen würde. Bei der Verwendung von Hörgeräten war dies häufiger der Fall.

- Bei den Fragen zum Selbstvertrauen beurteilen Cochlea-Implantat Träger Ihre soziale Stellung positiver und fühlen sich weniger traurig und eingeschränkt. Hörgeräteträger haben dagegen mäßig bis stark an Selbstvertrauen verloren und beurteilen Ihre Situation wesentlich negativer.

Zusammenfassend wird durch das Cochlea-Implantat subjektiv eine Steigerung der Lebensqualität angegeben. Im Vergleich zu Hörgeräteträgern fallen Orientierung, Teilnahme am Alltagsleben, und Knüpfung sozialer Kontakte leichter. Minderwertigkeitskomplexe und das Gefühl von gesellschaftlichem Ausschluss ist bei Hörgeräteträgern deutlich häufiger der Fall (vgl. ebd.).

# 5. Kosten eines Cochlea Implantats

## 5.1 Volkswirtschaftliche Kosten durch Hörschäden

Hörschäden verursachen volkswirtschaftliche Kosten in immenser Höhe. Neubauer und Gmeiner des Instituts für Gesundheitsökonomik (IfG) fanden in einer Studie heraus, dass durch ambulante und stationäre Versorgung, sowie für Hörhilfen und deren Anpassungen im Jahr 2008 Kosten in Höhe von 962 Millionen Euro verursacht wurden. Gleichzeitig kam es wegen Hörstörungen zu Arbeitsunfähigkeitstage, die Produktionsausfälle in Höhe von 156 Millionen Euro verursachten. Zusätzlich entstanden indirekte Kosten durch Folgeerkrankungen aufgrund von nicht versorgten Hörstörungen z.B. Depressionen, Verletzungen, Demenz und Einschränkungen der Lebensqualität über 1,5 Milliarden Euro (vgl. Neubauer; Gmeiner, 2011, S. 1 f.)! Die Abbildung (Abb. 5) zeigt den prognostizierten Anstieg von Folgekosten nichtbehandelter Hörschäden für die kommenden Jahrzehnte.

2. Folgekosten von nicht behandelten Hörschäden
Entwicklung der vermeidbaren Ausgben durch Folgeerkrankungen in Mio. Euro
7.000
6.000
5.000
4.000
3.000
2.000
1.000
0
Depressionen
Demenz
Verletzungen
2008
2020
2030
2040
2050
Quelle: IfG (2011), KBV (2010)
Entwicklung der Folgekosten bei einer angenommen jährlichen Ausgabensteigerung von 2 Prozent durch den technologischen Fortschritt
IfG - Institut für Gesundheitsökonomik

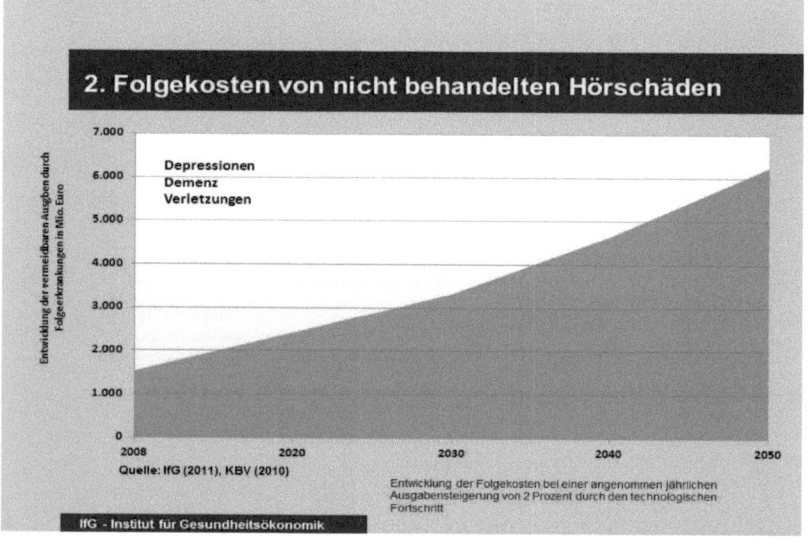

Abbildung 5: Prognostizierter Anstieg der Folgekosten nichtbehandelter Hörschäden (Neubauer; Gmeiner, 2011, S. 5)

## 5.2 Was kostet ein Cochlea-Implantat?

Das Cochlea-Implantat kostet inklusive Voruntersuchungen, Operation, stationärem Aufenthalt, Nachsorge, Elektrode und Sprachprozessor ungefähr 40.000 Euro (vgl. Deutsche Cochlea Implant Gesellschaft, 2011). Eysholdt nennt sogar Kosten in Höhe von 50.000-80.000 Euro (vgl. Eyholdt, 2005, S. 424). Davon entfallen alleine etwa 25.000 Euro auf das Gerät und etwa 10.000 Euro auf die Operation mit Vordiagnostik. Der Rest entfällt auf die Nachsorge und Rehabilitation (vgl. ebd.). Die Beträge in Höhe von 50.000 – 80.000 Euro, könnten daraus resultieren, dass die Rehabilitation in verschiedenen Arten durchgeführt werden kann und eine stationäre Rehabilitation wesentlich teurer ist als eine teilstationäre oder eine ambulante Rehabilitation. Die Klinik, die Cochlea-Implantationen durchführt, erhält im Jahr 2012 pro unilateraler Cochlea-Implantation eine Fallpauschale in Höhe von ca 28.840 €. Für bilaterale Implantationen gelten krankenhausindividuell vereinbarte Entgelte (vgl. InEK, 2011, S. 14). Die Kosten der Cochlea-Implantat Versorgung werden, bei vorliegen der medizinischen Indikation, nach eigenen Erfahrungen problemlos von den gesetzlichen Krankenversicherungen übernommen.

## 5.3 Sind die Kosten gegenüber der Gesellschaft gerechtfertigt?

Es stellt sich die Frage, ob diese hohen Kosten gerechtfertigt sind und ob der Hörge-schädigte sie von der Gesellschaft über die gesetzliche Krankenkasse, die bekanntlich nach dem Solidaritätsprinzip funktioniert, einfordern kann? Analysen von verschiedenen Gesundheitssystemen der Welt prognostizieren pro mit Cochlea-Implantat versorgtes Kind eine gesamtwirtschaftliche Ersparnis in Höhe von etwa 50.000 Euro im Gegensatz zu den Kosten, die durch Sondereinrichtungen, technischer Hilfen, Berufsbildungswerk usw. entstehen (vgl. Cheng et.al. 1999). Jetzt sieht der Fall bei Erwachsenen ein wenig anders aus als bei Kindern mit Cochlea-Implantat, die noch ihr ganzes Leben vor sich haben und der Lebensweg wesentlich davon bestimmt wird, ob sie möglichst früh mit einem Cochlea-Implantat versorgt wurden und dadurch einen fast normalen Spracherwerb haben. Grundsätzlich gilt, dass **jeder** Hörbehinderte nach dem Sozialgestzbuch einen Rechtsanspruch auf Versorgung mit Hilfsmitteln hat (vgl. § 1 Satz 1 SGB IX). Postlinguale Erwachsene haben meist eine Ausbildung oder ein Studium hinter sich und stehen im Berufsleben, wenn plötzlich oder schleichend die Schwerhörigkeit oder Taubheit eintritt. Kann der Hörgeschädigte durch die auftretenden Probleme seinen Beruf nicht mehr ausüben, droht im schlimmsten Fall die Arbeitslosigkeit und der Hörgeschädigte wird zum Sozialhilfeempfänger. Rechnet man den Regelsatz von Arbeitslosengeld II für Alleinstehende in Höhe von 374 Euro (für volljährige Partner zusätzlich 337 Euro, für Kinder 219 – 299 Euro (je nach Alter) plus Unterkunft und Heizung (vgl. Bundesagentur für Arbeit, 2012) über die Jahre der Berufsunfähigkeit einmal hoch, so kommt man schnell auf den Betrag, den ein Cochlea-Implantat kostet. Manche Fälle sind grenzwertig, wie z.b. eine langjährig ertaubte Person im Rentenalter. Diese bedürfen einer individuellen Abklärung. Wenn aber eine medizinische Indikation vorliegt und ein Erfolg möglich ist, darf man auch älteren Menschen den Zugang zu einem Cochlea-Implantat nicht verwehren.. Betrachtet man dazu den Nutzen, die wieder mögliche Teilhabe an der Gesellschaft und die Verbesserung der Lebensqualität, die ein Hörgeschädigter von einem Cochlea-Implantat hat, so fällt die Entscheidung eindeutig für das Cochlea-Implantat.

## 6. Zusammenfassung und Schlusswort

Die Entwicklung des Cochlea-Implantats konnte die Hoffnung vieler Gehörloser, endlich wieder hören zu können, bereits erfüllen Das erste Cochlea-Implantat in Deutschland wurde 1984 von der Medizinischen Hochschule Hannover bei einem Erwachsenen eingesetzt (vgl. Kestner, 2005). Inzwischen sind weltweit über 140.000 Menschen mit einem Cochlea-Implantat versorgt worden (vgl. Steffens, 2010, S. 33). Aufgrund der guten Erfolge und des stetigen Fortschritts der Technik, wurde der Indikationsradius immer mehr ausgeweitet, so dass heutzutage Cochlea-Implantate bei uni- und bilateral ertaubten Erwachsenen, mit oder ohne Restgehör im Tieftonbereich, eingesetzt werden. Dabei stellt sich die Frage nach den sozialen Aspekten und wie Erwachsene von einer Versorgung mit einem Cochlea-Implantat profitieren.

Mehrere Studien zeigen, dass die Probleme, die sich bei hochgradig schwerhörigen oder tauben Menschen ergeben, z.b. Missverständnisse, soziale Ausgrenzung, drohender Arbeitsplatzverlust oder Gefahren, durch ein Cochlea-Implantat verringern oder sogar beseitigt werden können und die Menschen wieder mit Freude am sozialen Leben teilhaben können. Von großer Bedeutung für den Erfolg, sind der eigene Wille wieder hören lernen zu wollen und der Rehabilitationsprozess nach der Implantation. Neben individuellen lebenslangen Feinanpassungen des Sprachprozessors, und verschiedenen audiologischen Tests zur Überprüfung der Fortschritte, gehören auch die Hör- und Sprachrehabilitation dazu. Mit Unterstützung von Logopäden oder Sprachheilpädagogen werden Übungen zur Geräuschwahrnehmung, Sprachverstehen, Richtungshören und Vokal-, bzw. Konsonantenunterscheidungen durchgeführt. Bei einer kurzen Taubheitsdauer sind, im Gegensatz zu einer längeren Taubheit, nach relativ kurzer Zeit schon sehr gute Ergebnisse sichtbar.

Der Gesetzgeber hat mittlerweile den Nutzen von Cochlea-Implantaten erkannt und das Recht auf bilaterale Versorgung im Sozialgesetzbuch IX und in der Hilfsmittel-Richtlinie verankert. Somit steht jedem hochgradig schwerhörigem oder ertaubten ein Cochlea-Implantat zu, sofern die medizinische Indikation gegeben ist und ein Erfolg erwartet werden kann.

Die Entwicklung der „Erfolgsgeschichte Cochlea-Implantat" geht weiter und wird immer besser. Trotz aller Fortschritte darf aber nicht vergessen werden, dass das Cochlea-Implantat ein hoch komplexes technisches Gerät ist und deshalb seine Leistungsfähigkeit Grenzen hat.

# 7. Literaturverzeichnis

Aschendorff, A.; Gollner, K.; Maier, W.; Beck, R.; Wesarg, T.; Kröger, S.; Arndt, S.; Laszig, R. (2009a). *Technologisch-chirurgischer Fortschritt bei der Cochlear Implantation.* In: Ernst, A.; Battmer, R.-D.; Todt, I. (Hrsg.): Cochlear Implant heute. Berlin, Heidelberg, New York: Springer Verlag.

Aschendorff, A.; Laszig, R.; Maier, W.; Beck, R.; Schild, C.; Birkenhäger, R.; Wesarg, T.; Kröger, S.; Arndt, S. (2009b*). Kochleaimplantat bei Innenohrfehlbildungen.* In: HNO 57(6) S. 533-541.

Battmer, R.-D. (2009). *25 Jahre Cochlear-Implantat in Deutschland – eine Erfolgsgeschichte mit Perspektiven: Indikationserweiterung, Reliabilität der Systeme.* In: Ernst, A.; Battmer, R.-D.; Todt, I. (Hrsg.): Cochlear Implant heute. Berlin, Heidelberg, New York: Springer Verlag.

Boenninghaus, H.-G.; Lenarz, T. (2005). *HNO.* 12. Auflage, Berlin, Heidelberg, New York: Springer Verlag

Cheng, AK; Grant, GD, Niparko, JK. (1999). *Meta-analysis of pediatric cochlear implant literature.* In: Ann Otol Rhinol Laryngol. 177 S. 124-128.

Diller, G. (2009). *(Re)habilitation nach Versorgung mit einem Kochleaimplantat.* In: HNO 57(7) S. 649-656.

Diller, G.; Graser, P. (2005). *CI-Rehabilitation prälingual gehörloser Kinder.* Heidelberg: Edition S

Eysholdt, U. (2005). *Kochleäre Implantation.* In: Wendler, J.; Seidner, W.; Eysholdt, U. (Hrsg.) Lehrbuch der Phoniatrie und Pädaudiologie. 4. Auflage. Stuttgart, New York: Thieme Verlag.

Haamann, A. 2003. *Sensibilität und Sinnesorgane.* In: Menche, N.(Hrsg.): Biologie, Anatomie, Physiologie. 5. Auflage. München, Jena: Urban & Fischer Verlag.

Herrmann-Röttgen, M. (Hrsg.), (2010). *Cochlea- & Mittelohrimplantate – Ein Ratgeber für Betroffene und Therapeuten.* Stuttgart: Trias Verlag.

Hoth, S.; Müller-Deile, J. (2009). *Audiologische Rehabilitation von Kochleaimplantat-Trägern.* In: HNO 57(7) S. 635-648.

Kempf, H. G. (2008a). *Innenohrmissbildungen.* In: Zenner, H. (Hrsg.): Praktische Therapie von HNO-Krankheiten. 2. Auflage. Stuttgart: Schattauer Verlag.

Kempf, H. G. (2008b). *Presbyakusis*. In: Zenner, H. (Hrsg.): Praktische Therapie von HNO-Krankheiten. 2. Auflage. Stuttgart: Schattauer Verlag.

Laszig, R. (2008). *Gehörlosigkeit im Erwachsenenalter, beidseitige Taubheit*. In: Zenner, H. (Hrsg.): Praktische Therapie von HNO-Krankheiten. 2. Auflage. Stuttgart:

Laszig, R.; Zenner, H.-P. (2008). *Nichtsyndromale hereditäre Innenohrschwerhörigkeit*. In: Zenner, H. (Hrsg.): Praktische Therapie von HNO-Krankheiten. 2. Auflage. Stuttgart: Schattauer Verlag.

Maurer, J. (2009). *Gegenwärtiger Stand der Kochleaimplantatversorgung bei Erwachsenen und Kindern*. In: HNO 57(7) S. 693-706.

Meister, H. (2011). *Verarbeitung prosodischer Merkmale mit Cochlea-Implantaten*. In: Sprache Stimme Gehör 35(3) S. 137-141.

Mrowinski, D.; Scholz, G. (Hrsg.), (2011). *Audiometrie- Eine Anleitung für die praktische Hörprüfung*. 4. Auflage. Stuttgart, New York: Thieme Verlag.

Müller-Deile, J.; Laszig, R. (2009). *Audiometrie und Cochlear Implant*. In: Lehnhardt, E. Laszig, R. (Hrsg.). Praxis der Audiometrie. 9. Auflage. Stuttgart, New York: Thieme Verlag.

Olze, H.; Zahnert, T.; Hesse, G. (2010*). Hörgeräte, implantierbare Hörgeräte und Cochlear implants in der Therapie des chronischen Tinnitus*. In: HNO 58(10) S. 1004-1012.

O.V. (2010). *Sozialgesetzbuch*. 39. Auflage. München: Deutscher Taschenbuch Verlag.

Stark, T.; Helbig, S. (2011). *Cochleaimplantatversorgung – Indikation im Wandel*. In: HNO 59(6) S. 605-611.

Steffens, T. (2009). *Bilaterale CI-Versorgung heute*. In: Ernst, A.; Battmer, R.-D.; Todt, I. (Hrsg.): Cochlear Implant heute. Berlin, Heidelberg, New York: Springer Verlag.

Todt, I. (2009) *Cochlear-Implant-Voruntersuchungen*. In: Ernst, A.; Battmer, R.-D.; Todt, I. (Hrsg.): Cochlear Implant heute. Berlin, Heidelberg, New York: Springer Verlag.

Walger, M. (2010). *Was bedeutet Schwerhörigkeit?* In: Herrmann-Röttgen, M. (Hrsg.): Cochlea- & Mittelohrimplantate – Ein Ratgeber für Betroffene und Therapeuten. Stuttgart: Trias Verlag.

Wollenberg, B.; Zenner, H.-P. (2008). *Otogene Komplikationen.* In: Zenner, H. (Hrsg.): Praktische Therapie von HNO-Krankheiten. 2. Auflage. Stuttgart: Schattauer Verlag.

Zahnert, T.; Schulze, A. (2010). *Möglichkeiten der modernen Medizintechnik nach dem Hörgerät. Wie erfolgt die Diagnose? Welche Untersuchungen werden durchgeführt?* In: Herrmann-Röttgen, M. (Hrsg.): Cochlea- & Mittelohrimplantate – Ein Ratgeber für Betroffene und Therapeuten. Stuttgart: Trias Verlag.

Zorowka, P. (2008). *Pädaudiologie.* In: Friedrich, G.; Bigenzahn, W.; Zorowka, P. (Hrsg.). Phoniatrie und Pädaudiologie. 4. Auflage. Bern: Hans Huber Verlag.

# 8.  Verzeichnis der Internetquellen

Bundesagentur für Arbeit (2012). *Arbeitslosengeld II./ Sozialgeld.* http://www.arbeitsagentur.de/Navigation/zentral/Buerger/Arbeitslos/Grundsicherung/ Alg-II-Sozialgeld/Alg-II-Sozialgeld-Nav.html (05.06.2012).

Gemeinsamer Bundesausschuss (G-BA) (2012). *Richtlinie des Gemeinsamen Bundesausschusses über die Verordnung von Hilfsmitteln in der vertragsärztlichen Versorgung (Hilfsmittel-Richtlinie/ HilfsM-RL).* http://www.g-ba.de/downloads/39-261-1461/2012-03-15_HilfsM-RL_Neufassung-Hoerhilfen_BAnz.pdf (13.04.2012).

Herzog, M.; Schön, F.; Müller, J.; Knaus, C.; Scholtz, L.; Helms, J. (2003). *Langzeitergebnisse nach Cochlear-Implant-Versorgung älterer Patienten.* https://www.thieme-connect.com/ejournals/abstract/lro/doi/10.1055/s-2003-40896 (15.01.2012).

InEK- Institut für das Entgeltsystem im Krankenhaus (2011). *Fallpauschalen-Katalog 2012.* http://www.g-drg.de/cms/G-DRG-System_2012/Fallpauschalen-Katalog/Fallpauschalen-Katalog_2012 (06.05.2012).

Kestner, K. (2005). *Cochlea-Implant-Systeme.* http://www.kestner.de/n/verschiedenes/presse/2005/ImplKat_Cochlea_2005.pdf (19.01.2012).

Neubauer, G.; Gmeiner, A. (2011). *Volkswirtschaftliche Bedeutung von Hörschäden und Möglichkeiten zur Reduktion deren Folgekosten.* http://daris.kbv.de/daris/doccontent.dll?LibraryName=EXTDARIS^DMSSLAVE&SystemType=2&LogonId=6d9cf312d9dbb79f529fb417150aca4b&DoCochlea Implantatd=003764291&Page=1 (06.05.2012).

Schindela, E. (2006). *Die Cochlea-Implantatversorgung Erwachsener der HNO-Abteilung im Klinikum Großhadern- Retrospektive Auswertung der Ergebnisse.* http://edoc.ub.uni-muenchen.de/5706/1/Schindela_Eva.pdf (05.01.2012).

Zahnert, T. (2011) *Differenzialdiagnose der Schwerhörigkeit.* http://www.aerzteblatt.de/archiv/93893 (14.4.2012).

# 9. Anhang

Fragen des Fragebogens zum Nutzen des Cochlea-Implantats im Alltag (Schindela, 2006, S. 79 ff.):

1. Sie unterhalten sich zu Hause mit einer Person.
   Wie stark fühlen Sie sich dabei im Verständnis eingeschränkt?
2. Sie unterhalten sich zu Hause mit mehreren Personen.
   Wie stark fühlen Sie sich dabei im Verstehen eingeschränkt?
3. Sie hören in einer Versammlung (bspw. Kirche oder Theater) dem Sprecher von einem guten Platz aus zu. Wie stark fühlen Sie sich im Verstehen eingeschränkt?
4. Sie sehen bei normal eingestellter Lautstärke die Fernsehnachrichten.
   Wie stark fühlen Sie sich dabei im Verstehen eingeschränkt?
5. Sie hören bei normal eingestellter Lautstärke die Radionachrichten.
   Wie stark fühlen Sie sich dabei im Verstehen eingeschränkt?
6. Sie sind auf der Straße unterwegs und wollen die Richtung der Geräusche des Straßenverkehrs heraushören oder lokalisieren.
   Wie stark fühlen Sie sich dabei eingeschränkt?
7. Sie werden von jemandem unerwartet angesprochen.
   Wenden Sie den Kopf in die falsche Richtung?
8. Sie hören im Straßenverkehr ein Auto nahen.
   Sind Sie überrascht, weil es schon näher ist, als Sie vom Höreindruck dachten?
9. Hinter Ihnen wird eine Türe geöffnet. Hören Sie das?
10. In einem Topf kocht Wasser. Können Sie das nur mit dem Gehör erkennen?
11. Beeinträchtigt Ihre Hörstörung Ihre Kontakte zu anderen Menschen?
12. Meiden Sie die Zusammenkunft mit anderen Menschen, weil Sie der Unterhaltung nur schwer folgen können?
13. Haben Sie den Eindruck, dass manche Menschen Sie ignorieren, nur weil Sie schlecht hören?
14. Haben Sie das Gefühl, dass andere Menschen es als schwierig empfinden, sich mit Ihnen zu unterhalten?
15. Fühlen Sie sich wegen Ihrer Hörstörung von Dingen ausgeschlossen?
16. Zögern Sie wegen Ihrer Hörstörung, neue Menschen kennen zu lernen?
17. Meiden Sie Gruppenunterhaltungen, weil Sie fürchten, unpassend zu antworten?
18. Ist Ihr Selbstvertrauen durch die Hörstörung beeinträchtigt?

19. Fühlen Sie sich wegen Ihrer Hörstörung „minderwertig"?

20. Sind Sie traurig oder ärgerlich, wenn Sie an einer Unterhaltung nicht teilhaben können?

Die Antwortmöglichkeiten waren jeweils eine Skala von 0 bis 10, wobei 0 die positivste und 10 die negativste Bewertung war.

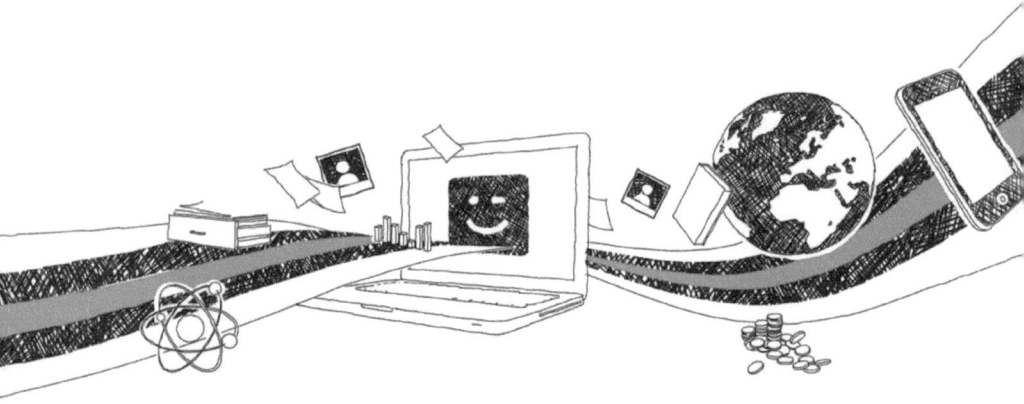
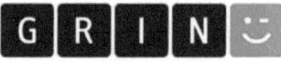